CONSIDÉRATIONS

SUR LA

PARALYSIE PROGRESSIVE

Paris. — Imprimerie de L. MARTINET, rue Mignon, 2.

CONSIDÉRATIONS

SUR LA

PARALYSIE PROGRESSIVE

PAR

M. LE DOCTEUR HENRY BONNET.

« Multas rerum natura mortis vias
» aperuit..... nascimur uno modo,
» multis morimur. » (L. *Annæi Senecæ*, lib. VII, cons. I.)

PARIS

LIBRAIRIE VICTOR MASSON

PLACE DE L'ÉCOLE-DE-MÉDECINE

1860

A

M. le Docteur MÉRIER

DIRECTEUR-MÉDECIN DE L'ASILE DE LA MEUSE.

H. BONNET.

CONSIDÉRATIONS

SUR LA

PARALYSIE PROGRESSIVE

On sait que la paralysie générale ou — ce qui serait mieux dit, sans toutefois l'être – la paralysie progressive n'est pas, à proprement parler, une paralysie. C'est une affection dans laquelle existe un défaut de coordination dans les mouvements de la vie de la relation, défaut qui devient de plus en plus considérable, et à la suite duquel les facultés cérébrales s'anéantissent graduellement en même temps que s'éteignent peu à peu les fonctions de la vie organique. Cette terrible maladie qui, dans un temps plus ou moins long et qu'on ne peut jamais préciser, entraîne toujours — et fatalement la mort à sa suite, reconnaît pour son point de départ une altération des liquides et des enveloppes des centres nerveux, et une lésion de divers points du cerveau sur lesquelles les avis des nosographistes sont très différemment partagés.

La maladie est-elle nécessairement subordonnée à l'aliénation mentale ou la précède-t-elle? C'est une question qui n'est pas encore complétement résolue. On n'a pas sujet de voir l'affection à son début, ou du moins c'est rare; les renseignements donnés sont, pour la plupart, inexacts, et l'on ne peut y ajouter foi; on se trouve dans une impasse dont il est difficile de sortir. On se voit alors réduit aux vues théoriques.

Les troubles symptomatiques de la paralysie générale sont-ils invinciblement liés aux troubles intellectuels? Les lésions anatomiques déterminant un certain genre de lésions intellectuelles deviennent-elles de toute nécessité une cause finale de la paralysie? En dehors de ces lésions ne viendrait-il pas s'en surajouter d'autres qui produiraient l'affection? La paralysie générale arriverait-elle insensiblement; serait-ce ensuite que les diverses altérations psychiques se produiraient?

On a vu et on voit — du moins pendant quelque temps — des malades sans lésions morales appréciables. On est alors forcément porté à dire qu'il y a de l'idiopathie; mais, est-elle la règle? Or, on n'assiste que bien rarement au début de la maladie. Les paralysés généraux offrant un accompagnement de troubles mentaux doivent donc laisser à l'esprit une idée de doute sur la façon originelle qui a causé l'affection, et, dans ce cas surtout, on doit penser que la lésion plus ou moins grande de l'intelligence a précédé, ou au moins marché concurremment. Il faut donc admettre deux paralysies progressives, l'une idiopathique, l'autre symptomatique.

Je repasse en peu de mots la maladie : désordres de la vie de relation, et, plus tard, désordres consécutifs de la vie organique; troubles musculaires profonds sans altération visible, comme les nécropsies le prouvent, des faisceaux musculaires, mais lésion plus ou moins grande des liquides et des enveloppes des centres nerveux ainsi que du névrilème et des tubes nerveux. On comprend dès lors quel défaut de vitalité doit exister chez le malade, et la mort arrive invariablement à la suite d'un marasme qui se caractérise par diverses formes.

La gangrène, et surtout celle des parties inférieures, est une de ces formes; je me propose de l'envisager dans différentes observations et ne m'arrêterai que peu sur la maladie en elle-même. Cette gangrène présente souvent, par son degré élevé, un curieux caractère, vu la résistance que la vie lui oppose quand c'est ce défaut de vie lui-même qui en est la source.

OBSERVATION I. — F....., homme de lettres, fut envoyé de Bicêtre à l'asile de Fains (Meuse) au mois d'octobre dans un état avancé de paralysie progressive; embarras de la parole, tremblements de la tête, affaiblissement de la motilité avec frémissements, difficulté très grande de la station debout et titubation dans la marche qui se fait très péniblement et par soutien; affaissement du tronc avec courbure, perte de l'intelligence, de la mémoire, des sentiments affectifs. Le malade est atteint de démence avec réaction maniaque qui se manifestent surtout la nuit; dès lors, peu de sommeil. La sensibilité tactile est considérablement émoussée; les sens spéciaux ont beaucoup souffert. Le malade se relève constamment la nuit, est en proie à une grande agitation, se couche par terre, et l'on a beaucoup de peine à le remettre au lit. Un peu de calme survient dans le commencement de novembre; ensuite, l'agitation maniaque recommence et F..... passe une grande partie des nuits à terre.

Le 22 novembre, à la visite, on le trouve dans le même état que précédemment; rien n'annonce que de graves accidents vont survenir.

Le 23, une gangrène a envahi brusquement, pendant la nuit, sans aucune espèce de passage intermédiaire, les deux pieds. Ils sont froids, insensibles, d'une teinte noire violacée; de larges phlyctènes existent à la région dorsale; le mal suit très nettement la ligne d'articulation de la première rangée du tarse avec la seconde pour le pied droit. Comme état général, la chaleur est augmentée; le pouls est petit, vif, à 100 ; la face est vultueuse ; la respiration haletante.

Le soir, même état; œdème considérable des parties inférieures ; douleurs atroces qui semblent réveiller un peu l'intelligence; le malade a l'air de comprendre sa position; ses réponses ont, par moment, un caractère de netteté qu'on ne lui avait jamais vue auparavant.

Le 24, même état local, l'état général est très grave; pouls 144; chaleur animale très grande, facies vultueux; tremblement spasmodique de tous les muscles du visage; yeux très bistrés, difficulté de relèvement des paupières, pupilles rétrécies; respiration haletante et entrecoupée; râle trachéo-laryngien; diminution de son dans toute l'étendue des poumons; à droite au sommet, rhonchus entremêlés de roucoulements; à gauche, la matité est plus considérable qu'à droite, râles muqueux à grosses bulles, bruit de conque en bas. Le foie déborde de deux travers de doigt les fausses côtes ; le ventre est libre; un peu de gargouillement dans la fosse iliaque droite; quelques soubresauts tendineux.

Une inflammation éliminatrice a circonscrit les parties mortifiées en s'arrêtant au-dessus des articulations précitées par un sillon ulcéreux à bords tranchés.

Les jours suivants, même état local sans modification. L'état général n'offre qu'une aggravation du côté de la poitrine.

Mort, le 12 décembre, à la suite du tétanos.

Autopsie. Pied droit. — A la face dorsale, téguments noirâtres dont la teinte allait en diminuant des orteils jusqu'aux articulations tarso-métatarsiennes et d'une couleur rouge violacée à partir de ce point jusqu'à la jambe. Ulcération sinueuse, large d'un travers de doigt, disposée en courbe parabolique dont le plein était aux articulations de la première avec la deuxième rangée du tarse et les extrémités à la partie postérieure du calcanéum. Tout ce qui était en avant de ce sillon, intéressant toute l'épaisseur de la peau, n'avait pas participé à la gangrène ; peau noire, tissu cellulaire rouge-noirâtre, ramolli, rempli de matière pultacée, sans odeur, qui baignait les tendons et qui entrait aux articulations.

Pied gauche. — A la face dorsale, même sillon produit par l'inflammation éliminatrice, mais dont le plein parabolique tombait aux articulations tarso-métatarsiennes, les extrémités partant également de la partie postérieure du calcanéum. En avant de ce sillon les téguments étaient noirs, gangrenés ; en arrière, ils étaient plus ou moins rouges, mais non atteints par la gangrène dont la séparait l'inflammation éliminatrice. La plante du pied présentait dans toute l'étendue les mêmes désordres qu'à droite. Les jambes étaient très œdématiées.

Cerveau. — Crâne très mince ; pas d'adhérence des méninges ; épanchement séreux intra et sous-arachnoïdien avec état gélatiniforme ; piqueté rouge de toute la substance cérébrale, principalement dans les parties centrales ; un peu de ramollissement du plancher des ventricules ; état gélatiniforme du plexus choroïde et de la membrane interne des ventricules.

Cavité thoracique. — Adhérences anciennes pleurocostales, surtout le long des gouttières vertébrales où l'on voit de larges plaques blanchâtres fibro-albumineuses entourant dans beaucoup d'endroits les tuyaux bronchiques. Pneumonie au premier degré, surtout en arrière, en bas et à gauche ; un peu de pneumonie lobulaire au sommet.

Foie. — Le foie déborde de deux travers de doigt les fausses côtes et présente de la dégénérescence graisseuse.

Cœur. — Normal, légère ossification à l'une des valvules de l'aorte; caillots fibrineux légèrement ossifiés dans l'artère pulmonaire.

Abdomen. — Diminution notable des parois du gros intestin, surtout dans le côlon ascendant et l'S iliaque où il s'en faut de peu qu'on n'ait plus affaire qu'au feuillet péritonéal.

Réflexions. — Le malade, comme on l'a vu, était arrivé dans un degré très avancé de paralysie générale. Il y avait presque abolition de la sensibilité générale, obtusion très grande des sens spéciaux, adynamie musculaire progressive. Les fonctions de la vie de relation avaient à peu près cessé; la vie organique conservait encore, au moins en apparence, son pouvoir. La mort devait nécessairement et fatalement venir avec rapidité sans que la science pût enrayer sa marche. Un mois avant de succomber, F... fut pris brusquement, dans l'espace d'une nuit, sans aucun précédent, si ce n'est un peu d'œdème aux jambes, d'une gangrène qui, affectant une forme galopante, arriva immédiatement au dernier degré: couleur noire, bulles phlycténoïdes des téguments, froid complet, insensibilité; il y avait cependant encore de l'algésie, puisque le malade poussait de grands cris. Une gangrène aussi forte, se développant avec autant de rapidité sans symptômes précurseurs, arrivant d'emblée à sa dernière période, présente évidemment quelque chose d'anomal et de tout spécial. Quoi qu'il en soit, le système nerveux étant privé de son énergie en raison directe de l'affaissement des fonctions de relation et de celles de la vie organique, le mode de circulation et de nutrition était considérablement en souffrance. Rien donc d'étonnant à ce qu'une gangrène se soit offerte et ait eu son siége aux extrémités inférieures qui, plus éloignées des centres, doivent subir plus vite la conséquence de la cause morbide. Mais la brusquerie d'apparition du mal est un fait curieux de la surprise que peut occasionner sur l'économie un défaut général de vitalité. Il y a toutefois à noter que le malade se relevait toute la nuit et se couchait à terre dans une saison froide ; cela pouvait devenir un motif déterminant de la gangrène sans, pour cela, que la congélation fût la seule cause efficiente. Le sol était parqueté ; d'un autre côté, la température produite par les respirations et la chaleur animale de quarante malades était bien au-dessus de celle nécessaire pour congeler un membre. Cependant il a dû y avoir du froid qui, venant ajouter son action au défaut d'innervation, a peut-être hâté l'envahissement de la gangrène. La gangrène existant de la façon que nous avons dite, le malade avait vécu encore un mois sans donner signe d'infection générale. Une ligne sinueuse d'un travail éliminateur s'est formée rapidement, et tout de suite, mais le travail n'a plus avancé.

Je parlais tout à l'heure du froid comme cause déterminante du mal; sans doute, le manque de développement de putréfaction dans des parties privées de vie et dépourvues presque de fluides, malgré le mouvement par lequel la décomposition s'est opérée dans des tissus dont la consistance a changé, porte à penser que le froid a une grande valeur comme cause; et cependant, on ne peut s'empêcher d'admettre que l'initium vient surtout d'une action inflammatoire qui s'est produite avec une rapidité telle que l'action organique s'est vite épuisée. Ainsi, la disposition morbide de l'individu a amené des modifications profondes dans la composition des fluides et l'organisation des solides; dans ces conditions, le froid s'est surajouté et la gangrène en a été la conséquence fatale. Chez une autre personne on aurait pu, jusqu'à un certain point, conserver l'espoir de guérir les parties affectées; le travail éliminateur qui se produisait à l'entour, les granulations bourgeonneuses qu'on voyait à la surface des sillons de séparation, l'auraient encore fait supposer; mais chez un paralysé général avancé où le mal est constamment entretenu par le défaut incessant de vitalité, la nature combat encore mais ne doit aboutir qu'à un résultat négatif. Que faire contre une pareille asthénie? Du reste, l'action organique suspendait graduellement son exercice partout, mais dans quel ordre? Je crois qu'on peut établir celui-ci : affaiblissement du système musculaire de la vie organique, troubles dans les phénomènes électro-chimiques de sécrétion, perturbation considérable des phénomènes électro-mécaniques de la digestion; altération de circulation se caractérisant par de l'œdème, ecchymoses multiples ou simplement par une teinte asphyxique; comme pénultième effet lésions profondes en même temps de circulation et d'innervation se montrant par la gangrène; en dernier ressort, le système nerveux a combattu le plus qu'il lui a été possible, et, de même que c'est par là qu'a commencé le mal, c'est encore de ce côté que vont se suspendre toutes les fonctions par les ravages qu'occasionneront le tétanos, divers états convulsifs ou épileptiformes, ou enfin le marasme qui n'est en définitive qu'un dernier terme d'épuisement du système nerveux.

On a vu, dans le résultat de l'autopsie, dégénérescence graisseuse du foie, diminution des parois de l'intestin, embolie aux centres. On peut juger par là des puissantes entraves qui existent dans le stimulus nécessaire aux actions électro-mécaniques et électro-chimiques pour l'impulsion du sang et les différents modes d'assimilation et de désassimilation des organes. La dégénérescence graisseuse est surtout un fait curieux de la transformation par suite de la paralysie générale avancée des éléments primordiaux constitutifs d'un tissu. Elle existe assez souvent, mais à la période ultime. A-t-elle été notée? je ne le pense pas. On la trouvera plus étendue chez le malade qui fait l'objet de l'observation suivante.

Observation II. — B..., ancien marchand de chevaux, entre à l'asile de la Meuse au mois de novembre 1858.

C'était un homme d'une forte constitution et d'un bon tempérament. Il a perdu, il y a environ quinze ans, toute sa fortune, est tombé dans l'abattement et la tristesse, et s'est un peu livré à la boisson. Sa femme ne donne que des renseignements bien vagues sur la manière dont la maladie a débuté et sur le moment où il a commencé à divaguer. Il y aurait, dit-elle, cinq à six mois que la maladie a commencé, et cependant B..... est en démence complète et au dernier de la paralysie progressive.

Voici l'état qu'il offre à son entrée : les pieds sont lourds, collés au sol ; les mouvements de propulsion sont anéantis. Il reste assis ou couché dans la position où on le met et n'en sort plus. La modification subie par les membres supérieurs n'est pas à un degré aussi avancé que pour les membres inférieurs ; il peut encore porter, en tremblant beaucoup, la cuiller à la bouche, mais ensuite il faut lui venir en aide. La face est vultueuse, vergetée ; tremblement fibrillaire des muscles du visage ; pupilles petites, tremblotantes, ne bougeant pas sous l'impression du doigt ; la pupille droite est plus large que la gauche ; grande gêne dans les mouvements de l'œil, parole des plus tremblantes. Les questions qu'on adresse au malade lui arrivent avec une extrême lenteur ; il entend mal, finit cependant par répondre, et l'on voit que l'idée qui est restée seule chez lui en substratum est celle d'argent perdu. Anesthénie assez prononcée de la sensibilité générale et partielle ; les sens spéciaux ont subi un commencement d'affaissement. Pleurs, mais on peut croire qu'elles tiennent à une hypersécrétion. Les fonctions de la peau s'accélèrent assez bien, sauf aux jambes qui sont œdématiées. Chaleur animale ordinaire ; pouls petit, dur, à 90. Respiration rauque et haletante. Incontinence d'urine ; état gâteux. Pas de contractures ni de mouvements convulsifs ; par instant, soubresauts tendineux. Comme on le voit, B..... était dans un état ataxo-adynamique très grave et arrivé au dernier degré de la paralysie. Comme toujours, les systèmes sensitif et moteur de relation s'éteignaient tandis que le système nerveux de la vie organique possédait encore une certaine action.

Adynamie musculaire progressive et même ataxie, altération de la sensibilité spéciale et des sens spéciaux. La vie organique subissait l'influence du mal, puisque nous avons noté l'incontinence d'urine et l'état gâteux ;

par conséquent, altération profonde des mouvements péristaltiques de l'intestin et du sphincter anal ; altération de l'action électro-chimique de la digestion ; perturbation dans la sécrétion et l'absorption intestinales ; incontinence d'urine, et par conséquent désordres électro-chimiques de sécrétion, troubles de contractilité de la vessie et de l'urèthre. D'un autre côté, le sentiment de conservation et celui de l'habitude s'affaissaient, puisque le malade ne semblait pas éprouver le besoin de manger et n'essayait pas, de lui-même, d'accomplir cet acte; donc, troubles du côté des centres de la digestion et du système nerveux qui y préside. Serait-ce que dans la paralysie progressive la vie de relation s'éteignant et les ravages continuant sur la vie organique, les fonctions de la nutrition seraient les premières atteintes? Je serais assez porté à le croire. L'état gâteux et l'incontinence d'urine ne seraient pas seulement pour moi une simple affaire de cause à effet, en supposant, comme il me semble qu'on le croit généralement, qu'ils trouveraient seulement leur raison d'être dans une paralysie du sphincter anal et dans une asthénie de la vessie ; j'y vois encore une lésion profonde des phénomènes électro-dynamiques nécessaires aux mouvements péristaltiques de l'intestin et des phénomènes électro-chimiques de la digestion, ainsi que de ceux de sécrétion.

Chez notre sujet, la circulation n'était plus normale; on entendait un bruit de souffle râpeux à la fin du premier temps empiétant sur le second ; la face avait une teinte asphyxique, les jambes subissaient un commencement d'œdème. Huit jours après l'entrée du malade, et les phénomènes relatés s'aggravant de plus en plus, on fut obligé de lui faire quitter sa chaise de gâteux pour tenir le lit. L'œdème des jambes augmentait.

Sans qu'aucun symptôme général ou local ait, la veille, rien révélé, on trouva, le 25 novembre, à la visite du matin, les deux pieds arrivés au dernier degré d'une gangrène humide. La face plantaire est plus atteinte que la face dorsale; à celle-ci, cependant, la gangrène est au même degré et limitée par un sillon ulcéreux, à bords découpés, d'un rouge noirâtre, au fond duquel est une sanie jaune verdâtre. Les extrémités sont froides avec abolition de toute sensibilité. Pouls très rapide, petit, à 110; respiration haletante. Il semble que, dans l'inspiration, les côtes sont mues par un mouvement de totalité, et que les mouvements individuels sont considérablement affaiblis; dépression xyphoïdienne dans l'inspiration. Diminution du murmure vésiculaire; rhonchus humides à grosses bulles entremêlées de sifflements, souffle tubaire à la base des deux poumons.

Jusqu'au 18 décembre, même état local et général, sauf une diminution du pouls qui flotte entre 80 et 90; pas de contractures, pas de mouvements convulsifs ou réflexes. Le travail éliminateur de la gangrène est resté entièrement stationnaire.

Le 18, B..... fut pris brusquement de trismus; mort en deux heures.

Autopsie, vingt-quatre heures après la mort.

Larynx. — Inflammation très grande sans exsudation fibro-albumineuse.

Poumons. Droit. — Emphysème circonscrit à la base; gangrène dans plusieurs points; hépatisation rouge presque partout; bronchite énorme avec mucosités purulentes. *Gauche.* — Hépatisation rouge dans presque toute l'étendue; gangrène dans plusieurs points et spécialement en arrière, à la base; bronchite très grande, exsudation fibro-albumineuse assez épaisse autour des tuyaux bronchiques.

Cœur. — Un peu de dilatation dans la crosse de l'aorte; ossification d'un centimètre d'épaisseur suivant une ligne oblique de 4 centimètres à partir des valvules sigmoïdes.

Plaque cartilagineuse de la cloison de l'oreillette gauche entrant obliquement d'une largeur d'un centimètre environ dans la cavité de l'oreillette. Rien à l'oreillette droite, dégénérescence graisseuse du cœur plus prononcée à droite qu'à gauche; il n'y a presque plus de paroi musculaire; les fibres tendent toutes à subir la dégénérescence; en coupant par tranches circulaires depuis la pointe jusqu'à la base, on voit une teinte jaune verdâtre des parties musculaires non encore dégénérées; épaississement des colonnes charnues.

Foie. — Gangrène de toute la base; plaques gangréneuses au niveau de l'orifice de sortie de la veine cave et sur les côtes, puis disséminées le long du bord postérieur du foie. Plaques gangréneuses au niveau de la veine porte; dégénérescence graisseuse de toute la glande.

Capsules surrénales. — Dégénérescence graisseuse.

Reins. — Ramollissement avec tendance à la gangrène dans la substance corticale.

Vessie. — Diminution notable des parois.

Intestins. — Amincissement des parois de l'intestin grêle.

Rate. — Considérablement ramollie.

Cerveau. — Infiltration gélatiniforme des membranes; sérosité intra et sous-arachnoïdienne. Rien dans les circonvolutions et les lames cérébrales, si ce n'est un peu de sablé et du ramollissement à la couche inférieure de la substance corticale. Ramollissement du plancher des ventricules; kyste séreux, gros comme une pomme d'api dans le ventricule latéral gauche. Infiltration de la toile choroïdienne et du plexus choroïde. Ramollissement considérable de la voûte, de la couche optique; ramollissement central presque général et envahissant les pédoncules cérébraux et cérébelleux. Rien à la protubérance et au cervelet; ramollissement du quatrième ventricule, surtout au niveau du calamus.

Réflexions. — Comme toujours, il n'y a pas eu de renseignements précis sur les antécédents psychiques de l'individu. On ne sait pas si les désordres intellectuels et moraux ont précédé, accompagné ou suivi la paralysie. B... est troublé, disait-on, depuis la perte totale de sa fortune. Il est probable que l'affection mentale a précédé la paralysie, et que le malade était atteint de délire mélancolique hypochondriaque.

Quoi qu'il en soit, il était arrivé au dernier degré : abolition des mouvements de la vie de relation; anesthésie prononcée; lésions moindres de la vie organique, caractérisées par des troubles du côté des fonctions digestives et des altérations dans les phénomènes électro-chimiques des sécrétions; assimilation faite, pour la plupart, aux dépens de l'individu lui-même; vie presque entièrement réduite aux actions dynamiques et chimiques de la respiration et de la circulation, bien que pourtant elles éprouvassent des troubles, ainsi qu'aux phénomènes d'assimilation qui s'y rattachent; destruction totale des sens intellectuels et moraux; un peu d'ataxie. Ces divers états ayant lésé aussi gravement le principe de la vie, il ne fallait pas s'étonner de voir arriver une gangrène; mais, comme dans notre observation précédente, elle a été galopante, et dans l'espace d'une nuit, a parcouru toutes ses phases. Dans le cas de J..., le froid était venu se joindre, et je me suis peut-être expliqué par là le défaut de putréfaction. *Non est hic locus.* C'est une gangrène humide des mieux caractérisées : pas de putréfaction ; aucune odeur. Ici donc une action inflammatoire, se développant avec une surprenante vitesse, a été la seule cause de l'anéantissement de l'activité organique et de la mort locale. Les changements profonds dans la composition des fluides et l'organisation des solides ont eu lieu directement par suite de l'état morbide du sujet ; mais ce qui est difficile à expliquer, c'est le manque de développement de putréfaction dans des parties privées de vie et encore pourvues de fluides. C'est un postulatum que je ne peux résoudre, comme je cherchais à le faire dans la précédente observation, qu'en attribuant, dans certains cas de gangrène analogues à ceux-ci, quelque chose de spécial appartenant à la paralysie générale.

Avec un état général aussi grave, avec une telle gangrène, un mois se passe sans qu'un peu de mieux se fasse sentir, ou sans phénomènes quelconques qu'on croirait devoir les accompagner. A la fin, la nature, à bout de résistance à la mort, cesse la lutte, et c'est encore, de même que c'est par là que s'est fait le début du mal, un effet morbide nerveux qui enraye tout pouvoir actif de l'organisme. Que trouve-t-on à l'autopsie? De la gangrène dans les organes de la vie organique, ou une tendance à se faire dans les poumons, le foie, les reins, c'est-à-dire dans des points où l'élection des phénomènes électro-dynamiques et électro-chimiques est le mieux établie. Il fallait donc que l'action nerveuse, après avoir tant abandonné la vie de relation, eût subi une bien profonde altération pour que la vie organique ait été ainsi lésée. Il fallait en même temps que la résistance à la mort fût énorme pour que l'individu n'eût pas succombé plus tôt. Je ne sais si la gangrène généralisée a été notée; j'ai cherché et n'ai pas trouvé. Toujours est-il que cela doit être rare, et surtout chez les paralysés généraux où les autres actions destructives ne manquent pas.

Il y avait aussi une tendance à la dégénérescence graisseuse, et dégénérescence graisseuse établie en certains endroits. Ici le cas est plus remarquable que dans notre première observation. Au cœur, en coupant par tranches circulaires depuis la pointe jusqu'à la base, on voit une teinte verdâtre de fibres musculaires non encore dégénérées, et qui tend à faire croire qu'il y a un travail pathologique se caractérisant par cette couleur avant que les fibres musculaires éprouvent la transformation graisseuse, soit que cette transformation soit réelle, soit que l'envahissement graisseux, remplaçant les phénomènes normaux d'assimilation dans le fait de nutrition de l'organe, n'occasionnent une résorption consécutive musculaire. En résumé, la dégénérescence graisseuse ou la tendance à se faire est un fait qui, dans certains cas, et surtout quand il y a gangrène, fait partie de l'histoire anatomo-pathologique de la paralysie générale. Quant au cerveau, la partie inférieure de la couche corticale était ramollie, ainsi que le centre du cerveau, et les méninges étaient infiltrées. Il y a certainement un travail à faire sur le rapport de connexité qui existe entre ces deux ramollissements. Doit-on attacher une certaine importance au kyste séreux du ventricule latéral gauche? C'est un postulatum; on a vu de ces kystes chez des individus jouissant parfaitement de leurs facultés, ou du moins supposés en jouir, et on a vu le contraire. Peut-être font-ils subir, en raison de la place qu'ils tiennent et de la compression qu'ils doivent naturellement exercer, une impression nervosique, mais laquelle? J'ai vu plusieurs fois de ces kystes chez les paralysés généraux; peut-on y voir une relation de cause à effet? C'est ce qu'il est difficile de dire d'emblée. Pourrait-on parfois rattacher à l'histoire de ces kystes certains symptômes, et n'osons-nous pas le faire? Ce sont des questions fort complexes qu'il n'est pas aisé d'élucider, mais qu'il ne faut cependant pas négliger.

Dans ces derniers temps, M. le docteur Brunet, médecin de l'asile de Niort, a étudié fort attentivement les kystes de l'arachnoïde; en s'appuyant sur le microscope, il en a fait une histoire anatomo-pathologique fort intéressante, et d'un autre côté, il a cherché à établir les rapports qui peuvent exister entre les lésions trouvées et les faits observés. Une étude non moins curieuse à faire serait celle des kystes ventriculaires; on y trouverait peut-être la clef de certains phénomènes dont les causes sont encore un mystère pour nous.

On a remarqué, dans l'autopsie, un état morbide du cœur des plus graves par suite des concrétions osseuses et de la dégénération des fibres musculaires de l'organe. Que de pareilles lésions existent chez un autre qu'un paralysé général, et l'on verra le cortége effrayant de symptômes qu'elles amèneront. Ici, rien; il semble, dans ce cas, comme d'autres maladies intercurrentes qui se présentent chez le paralysé général, que le rôle de ces maladies ne peut entrer en scène; il semble que la paralysie progressive veut que tout lui soit réservé; c'est à elle seule que l'organisme devra d'être conduit à son dernier marasme.

Observation III. — P....., cordonnier, âgé de trente-cinq ans, est entré, au mois de février 1859, à l'asile de Fains. D'après les renseignements donnés, il n'a jamais fait preuve d'intelligence; il a toujours été le bouffon des autres; il n'avait aucune fermeté de caractère, et sa femme était obligée de tenir les rênes du ménage. Il est d'un tempérament sanguin, gros, à forte encolure; la tête est petite, le front bas et fuyant. Il n'a jamais eu de mauvaises habitudes ni de passions bien accusées. Son travail était assez bon et soutenu; sa conduite est exempte de reproches. Son existence fut assez heureuse chez ses parents qui l'aimaient et qui jouissaient d'une certaine aisance. Un de ses oncles est mort fou. L'état mental daterait de deux ans au moins. Sa femme remarquait continuellement chez lui une excentricité d'idées et d'actes. On ne saurait trop dire, d'après les renseignements, si la paralysie générale a précédé la manie ou si elle est venue la compliquer.

Quoi qu'il en soit, l'incertitude et le tremblotement de la parole, un air hagard dans la physionomie, une démarche lourde et chancelante ne laissent pas de doute.

On ne remarque chez lui aucunes idées ambitieuses; il est atteint de délire lypémaniaque avec grande agitation sans rien de malfaisant. Un mois après son entrée, il devient gâteux et d'une excessive malpropreté ; démarche de plus en plus chancelante; démence avec réactions maniaques.

Le 10 juillet, on le plaça à l'infirmerie pour une plaie contuse du coude qui, dans l'espace de trois jours, était devenue rapidement ulcéreuse et avait amené une presque dénudation de l'olécrâne, ainsi que pour un anthrax très vaste occupant la région occipitale, la partie postérieure du cou et un peu de la partie supérieure du dos. Cet anthrax était de très mauvaise nature et s'étendant profondément. Nous ne pûmes nous empêcher d'y voir un caractère spécial dû aux désordres de la paralysie générale. Cependant, et contrairement à nos prévisions, les deux plaies se guérirent; cela nous étonna beaucoup, eu égard à l'avancement de la paralysie générale. Mais le 20 du mois, on remarqua une inflammation érysipélateuse s'étendant de la partie supérieure du sacrum jusqu'au niveau des trochanters ; le sillon des fesses était le plus atteint ; pouls ordinaire, aucuns symptômes généraux. Dans l'espace d'une nuit, une eschare noire et profonde allait à gauche de la deuxième vertèbre sacrée jusqu'en dehors de la pointe du coccyx et rejoignait dans le sillon des fesses une autre eschare beaucoup moins large, mais plus profonde. La première n'avait pas moins de 12 centimètres de long sur 5 de large ; la deuxième, 3 centimètres sur 2. Pas de douleurs; anesthésie. La langue est blanche, étalée, un peu sèche. Peau sèche, chaleur animale diminuée ; pouls encore assez plein, à 75. Abolition des sens spéciaux ; perte complète de réceptivité. Ni contractures, ni conclusions ; quelques soubresauts tendineux.

Lendemain, somnolence continue ; même état local ; les plaies répandent une odeur infecte. Application d'un mélange à parties égales de poudres de charbon, de quinquina et de sulfate de fer; disparition de l'odeur.

Les jours suivants, les plaies n'ont pas gagné en étendue; l'odeur gangréneuse a disparu. L'état général est le même; on remarque pourtant un commencement de paralysie des muscles du pharynx; la déglutition s'opère à peine.

Le 7 août, plaque gangréneuse au scrotum, à la verge, aux genoux et aux épaules.

Le 9, verge gangrenée dans la moitié de sa longueur vers son extrémité libre. Pour la première fois, le pouls est fréquent, filiforme, presque insaisissable. Peau chaude et sèche, longue, large et sèche; la déglutition ne se fait plus. Le malade a présenté, pendant tout le temps, à l'auscultation, des râles crépitants et sous-crépitants et quelques râles sonores.

Mort de marasme, le 10 août.

Autopsie, vingt-quatre heures après la mort. — Épaisseur très grande des parois du crâne. Cerveau peu volumineux. Inflammation des méninges adhérentes à la surface corticale ramollie, surtout à la base de l'hémisphère droit. Ramollissement assez prononcé des centres, et toujours dans les points indiqués dans les précédentes observations. Adhérences anciennes des plèvres, poumons fortement engoués; cœur volumineux. Foie gorgé de sang noir très épais. Estomac et intestins grêles, amincies et distendus par les gaz.

Réflexions. — Ce cas-ci est un de ceux où chez un homme faible d'esprit il y a eu complication maniaque sans aucunes idées ambitieuses. Le moment précis des troubles des fonctions de relation n'a pu être indiqué. L'imbécillité a précédé la manie, et c'est probablement au moment de la réaction maniaque qu'a commencé la paralysie progressive. Elle a marché avec beaucoup de rapidité, et cependant elle existait chez un homme de la campagne, robuste et n'ayant jamais fait d'excès. Lorsque se présentèrent l'excoriation gangréneuse du coude et l'anthrax de mauvaise nature dont nous avons parlé, nous y vîmes un caractère spécial, et nous pensâmes que l'épuisement vital ne tarderait pas à avoir lieu. Il y eut guérison, mais d'autres gangrènes survenant nous firent parfaitement voir que cette guérison n'avait été qu'un dernier effort d'une nature prête à s'éteindre. Ici, comme précédemment, développement des plus rapides de la gangrène atteignant au plus vite sa dernière phase locale, le tout sans symptômes généraux initiaux ou l'accompagnant. En raison du degré avancé de la paralysie, on n'éprouve aucun étonnement; l'esprit est seulement frappé du manque de signes inhérents à une sphacélisation aussi large et aussi profonde des tissus. La veille, un érysipèle s'était montré, mais sans que rien pût faire croire à l'envahissement immédiat de la gangrène. Pendant vingt jours, malgré les dégâts énormes de la plaie, malgré le dernier terme de la paralysie progressive, la vie résiste; elle est arrivée à sa limite, mais on ne pourra prévoir celle-ci d'une façon précise; la veille de la mort seulement, quelques phénomènes généraux se présentèrent, et ce fut à l'état morbide primordial que fut réservé de mener à lui seul l'organisme au dernier degré d'épuisement qui devait interrompre son action.

Un instant on a pu constater l'odeur spécifique de la putréfaction; cela n'a été que passager; l'odeur a disparu sans se montrer de nouveau jusqu'au moment de la mort.

Je n'ai pu m'empêcher, comme dans les précédentes observations, de voir dans cette gangrène quelque chose d'anomal dans le développement, la marche, la terminaison en même temps que quelque chose de spécial propre à la paralysie progressive.

Qui donc, en voyant les désordres produits sur tout le corps oserait être seulement animiste, et ne serait pas forcément amené à penser qu'il faut de bien grandes perturbations dans la matière des centres nerveux pour amener de tels troubles! Quelques-uns ne trouvant pas dans le cerveau des lésions tellement particulières qu'on ne puisse en trouver de semblables dans d'autres maladies se donnent le droit d'être spiritualistes. L'induction seule devrait les en empêcher totalement. Quant à ne rien trouver de particulier ou à ne pas trouver du tout, c'est une autre question. On trouve toujours; mais comme les centres nerveux sont très complexes et très multiples dans leur unité, qu'on me pardonne ce parodoxe, ils n'offrent pas toujours des points de repère tellement fixes qu'on puisse leur donner un caractère d'essentialité pathologique. Le cas n'est plus le même que dans une pneumonie, etc... Dans les maladies mentales, l'anatomie pathologique ne reste pas en arrière; elle ne progresse pas vite, il est vrai, non pas faute de trouver des lésions, mais parce qu'elles nous paraissent trop dissemblables dans la même affection ou (ce qui est plus raisonnablement admissible) nos moyens d'investigation n'ont pas encore assez de perfectibilité pour distinguer toutes les nuances, toutes les variations pathologiques dues au même état pathogénique. On veut trop réduire à l'unité; on n'obtient rien. Est-ce que tous les autres organes ne reconnaissent pas, dans un même état morbide, diverses altérations anatomiques consécutives? La maladie de Bright, par exemple, n'a-t-elle pas cinq degrés anatomo-pathologiques bien tranchés? L'individu qui en est atteint ne peut-il pas, selon son idiosyncrasie, selon son plus ou moins de résistance à la mort, succomber dans la première ou la dernière période? Dira-t-on, dans le premier cas, que ce n'est pas une maladie de Bright; assurément, non; on se gardera d'avancer un tel sophisme. Eh bien! dans les maladies mentales il en est de même; on croit voir dans le même état de maladie des lésions dissemblables là où il n'y a que des degrés ou des variétés dépendant du même type. La simple logique fait comprendre que si, pendant la vie, on peut faire des espèces morbides un classement qui devient fatalement une loi nosologique, on peut également agir de même après la mort. Pour cela, il ne faut pas, à toute force, vouloir rencontrer un degré avancé de lésion et nier cette dernière quand on ne la trouve pas dans un état tel. Dans une substance aussi délicate que le cerveau, les nuances des degrés du même état morbide sont difficiles à trouver à l'autopsie; mais enfin, elles existent, et l'anatomie pathologique des maladies mentales a sa raison d'être matérielle comme pour le reste de l'économie.

De là on arrive à se demander ce que c'est que la

folie. Sans doute, depuis Hippocrate, les opinions sont nombreuses; tous pourtant ont émis à peu près des idées plus ou moins plausibles. Galien lui-même, pour son temps, n'a pas une opinion ridicule. Elle fut longtemps professée par les Arabes, à Montpellier et à Paris. Humoristes et solidistes ne donnèrent rien de plus satisfaisant. Ce n'est guère que de Morgagni que date une étude anatomique bien dirigée des maladies du cerveau, et, par conséquent, des théories plus en rapport avec les observations cadavériques, les lois physiques et physiologiques.

L'idée de Chiaruggi d'un dérangement d'équilibre de l'influence nerveux est aussi bonne que toutes celles qu'on peut avoir maintenant.

En se rapprochant de notre époque, on voit que Pinel et Esquirol n'ont pas d'opinion bien déterminée, et Georget leur reproche de n'être pas assez remontés à leur source; ils voient tous deux, dans les altérations anatomiques, des effets de la folie; ils n'osent pas remonter aux causes. M. Falret annonça en 1824 que les lésions méningiennes et cérébrales étaient suffisantes pour expliquer les symptômes des maladies mentales. Cette idée fut vivement défendue par Bayle, qui, en cela, était l'élève de

Royer-Collard, et qui trouva dans la méningite chronique plus ou moins déterminée un champ large d'investigation à l'appui de sa thèse. Celle-ci a été adoptée par beaucoup de médecins. Aujourd'hui les opinions se trouvent très partagées : les uns, comme Pinel, trouvant la chose trop obscure et impénétrable, ne se prononcent pas; ce sont peut-être les plus sages; et cependant on pourrait peut-être leur appliquer le *quos ego*...

Les autres, comme Chiaruggi, trouvent dans le défaut d'équilibre de l'influence nerveuse une raison suffisante.

D'autres enfin, et c'est, je crois, le plus grand nombre, reportent tout à la méningo-encéphalite chronique.

Il en est aussi — et plus qu'on ne croit — qui sont essentiellement spiritistes.

La folie, je crois, est une perturbation de l'électro-dynamisme vital qui amène fatalement des désordres nerveux plus ou moins saisissables, à la suite desquels se présentent des troubles de nature diverse dans la circulation cérébrale . . . .

La paralysie générale serait, selon moi, une conclusion frappante de cette idée. Il est assez probable qu'elle a son siége de prédilection dans la substance corticale. L'innervation de sentiment, celle du mouvement ne peuvent agir isolément; elles sont positive et négative par rapport l'une à l'autre; en s'unissant seulement, elles ont leur raison d'être. L'électro-dynamisme de sentiment étant troublé, qu'arrive-t-il? C'est qu'il n'a plus la même force quand il vient à rencontrer celui du mouvement, lequel ne peut plus alors distribuer avec énergie son action dans l'économie. A mesure que l'un baisse, l'autre baisse également dans son influence; des lésions matérielles en sont nécessairement la conséquence. Si ces lésions ne sont pas constamment les mêmes, et si l'on croit quelquefois ne pas les trouver, à qui la faute? C'est qu'on ne fait pas assez d'attention, ou que les moyens d'investigation manquent pour reconnaître les divers degrés pathologiques. Pour moi, la paralysie générale est un trouble existant dans les deux électro-dynamismes, et commençant par celui de sentiment; il en résulte du trouble dans la circulation cérébrale et un état hypérémique qui, comme toutes les hypérémies de l'organisme, a ses degrés et suit les lois de l'inflammation : défaut de cohésion, produits d'inflammation se caractérisant par l'état gélatiniforme des méninges, corpuscules albuminiformes déposés à la surface de la couche corticale, altération de consistance et ramollissement plus ou moins grand, proportionné au degré de texture et à la cohésion des différents points de l'encéphale dans l'état normal.

Dans la paralysie générale, il y a deux ordres de lésions, primordiales et consécutives. Tantôt l'inflammation se borne à la couche superficielle de la substance corticale, en se propageant aux enveloppes où elle détermine un exsudat, des dépôts protéiques quelconques et de l'épanchement. Les lésions secondaires se caractérisent par une altération plus profonde de la couche corticale, et par une transmission aux parties centrales du cerveau où elles se montrent sous la forme de ramollissements, d'hydropisies ventriculaires, de kystes, etc.

La diffluence quelquefois très grande des centres me paraît avoir beaucoup de points de contact avec le *ramollissement atrophique*, dont a parlé mon honoré maître M. Gubler. Comme les fonctions de sentiment diminuent d'une manière progressive, que la diffluence n'est pas toujours au même point chez les paralysés généraux, et semble en rapport avec le plus ou le moins d'abolition des mouvements de la vie de relation et de la vie organique, et avec la perte des facultés intellectuelles, il en résulte que le ramollissement secondaire des centres se trouve lié à la disparition graduelle ou à la cessation des forces de l'organe, et qu'il y a nécessairement un accord pathologique intime, une dualité incessante dans les troubles des faisceaux de sentiment et de ceux de mouvement.

Il y a, du reste, dans le cerveau comme dans tout le reste de l'économie, des lois générales et peut-être particulières dont l'immuabilité est constante. Quand les phénomènes qui dépendent de l'initiative de ces lois viennent à manquer, — et cela en raison des accidents qui y ont donné lieu, — il en résulte des troubles pathologiques variés, dont l'intensité doit nécessairement se tenir en rapport non-seulement avec la grandeur de l'ébranlement ou de la lésion de tout ou partie des centres nerveux, mais encore avec la constitution de tel ou tel. Les centres nerveux étant peu susceptibles à l'investigation au moment ou dans le cours des désordres remarqués, on ne peut juger de leur dégénération comme il serait parfois loisible de le faire dans l'altération d'autres tissus que nos sens peuvent *à priori* envisager; aussi depuis longtemps, et malheureusement encore maintenant, on remet par impuissance, le plus souvent, le soin d'une guérison aux mains d'une nature médicatrice. Est-ce une raison, pour ceux qui ne veulent être qu'animistes, de l'être forcément? Non; on n'est tel que parce qu'on n'a pas pu expliquer un matérialisme de toute évidence, mais dont on ne connaît pas la filiation des rouages d'où dépend la genèse du sentiment, du jugement, de l'expression des idées, de la volonté, des lois physiques qui régissent notre être.

Le cerveau, comme tout le corps, est un assemblage de tissu molécule à molécule. Il a ses fonctions à lui déterminées. Pourquoi donc, parce que la finesse de ces éléments, parce que la délicatesse de son but seraient immenses, pourquoi donc voudrait-on lui assigner une place à part en anatomie pathologique, et quand ses fonctions sont dérangées, refuser à voir une lésion matérielle, soit en se faisant le champion d'un animisme qui laisse dans une impasse, soit sans donner de motifs en niant d'emblée et formellement la lésion qu'on n'a pu déterminer? Cela ne me paraît ni rationnel ni logique; ce n'est qu'en cherchant, en multipliant les moyens de trouver, en leur donnant le plus de fini possible, en se trompant cent fois pour se satisfaire une, qu'on parvient à connaître.

Si je venais à dire que la folie est une ou plusieurs limites de variation en plus ou moins de l'état sain, il y aurait du vrai dans cette appréciation; mais je n'aurais pas tout dit : je retournerais seulement ce que disait Broussais des diverses formes pathologiques qu'on rencontre dans l'organisme.

Si j'avais à dire : Dans certains genres de folie, et peut-être dans tous, l'initium repose sur une diversité d'arrangement à nombre égal dans les équivalents des éléments qui composent les molécules du cerveau; en un mot, si j'émettais l'idée d'un isomérisme, on pourrait sourire d'abord et me taxer d'un matérialisme forcé, et cependant les progrès de la chimie organique peuvent conduire là.

En rien donc, et surtout en psychologie, ne faisons trop le sceptique.

La paralysie générale qui nous occupe ici ayant une histoire récente, puisque c'est au commencement de ce siècle qu'Haslam en donna le premier aperçu, il est facile de voir pour elle que, s'il y a eu d'abord confusion, si l'on a cru nécessairement que la lésion nerveuse était un corollaire de l'affection mentale, il a fallu enfin rendre à l'affection son caractère spécial, qui a maintenant son cadre pathologique à part bien déterminé en nosologie. En 1849, M. Lunier, actuellement directeur de l'asile de Blois, a parfaitement, dans ses travaux sur la paralysie progressive, posé la question, et cependant on a souvent mal interprété ses conclusions.

Si tout le monde est d'accord maintenant sur la description de la maladie, excepté peut-être pour le premier degré, il n'en est pas de même pour l'anatomie pathologique. Depuis Esquirol et Bayle jusqu'aux auteurs actuels, les avis sont différemment partagés, et cependant il semble que chacun reporte le principe de l'altération dans les enveloppes ou les couches superficielles du cerveau. On n'est pas loin de s'entendre, et, en tout cas, il y a déjà progrès, puisque, je le répète, la mise à l'étude de l'affection est de date nouvelle. M. Parchappe surtout a montré que la paralysie progressive était sans cesse pour lui l'objet de nouvelles méditations et de recherches.

Si, dans les autres maladies mentales, l'anatomie pathologique n'a pas beaucoup progressé, parce qu'on n'a pu découvrir encore d'une manière précise les troubles matériels qui causent les lésions intellectuelles, il n'en est pas de même pour la paralysie progressive, dont les lésions organiques deviennent de plus en plus appréciables; aussi, dans les traités de pathologie ordinaire, bien qu'elle se rapporte en partie à la folie, demande-t-elle à avoir son chapitre déterminé.

OBSERVATION IV. — J.-F. L....., vingt-neuf ans, professeur de dessin, fut envoyé de Bicêtre à l'asile de Fains, au mois d'août 1857. Son certificat d'entrée est signé par M. Delasiauve ; le malade est noté comme atteint de manie chronique avec paralysie générale. Il a le délire des grandeurs. Au moment de l'entrée, il n'est point gâteux. Rire fréquent et non motivé ; air de satisfaction ; embarras de la parole ; marche titubante.

On constate la même situation jusqu'en mars 1858, mois dans lequel une démence complète, l'état gâteux ; l'œdème des membres inférieurs et un affaiblissement notable de l'organisme montrent que la paralysie générale a atteint sa troisième période. En mai, M. le docteur Mérier, médecin en chef de l'asile, constate que le malade s'affaiblit de plus en plus. Il n'a plus la conscience de rien ; automatisme complet. Si on lui parle, il entend un peu, mais la pensée qu'on a cherché à faire arriver à son cerveau, n'y arrive qu'avec une extrême lenteur, et le rendement se fait de telle sorte que le malade regarde d'un œil terne et hébété ; il a entendu, mais l'élaboration de ce qu'il a entendu ne peut se faire, et la réponse devient impossible ; il est étranger à tout ; dans son intelligence, il ne reste plus même un léger substratum ; il faut le faire manger et le malade n'a plus même la conscience de savoir remplir l'acte de la déglutition, acte pour lequel, du reste, les muscles du pharynx ont probablement déjà subi un commencement d'adynamie ; on lui remplit la bouche d'aliments, et ce n'est qu'alors que ceux-ci venant à s'engouffrer dans le pharynx déterminent une sorte d'excitation mécanique de ses muscles, et que le passage a lieu. L..... ne peut plus se tenir debout; il faut le porter pour se coucher. Aucune réaction dans les muscles de la vie de la relation; plus de mouvements réflexes acquis ou provoqués; abolition de la sensibilité tactile; analgésie assez avancée; obtusion très grande des sens spéciaux. Incontinence des urines et des fèces; temblement général fibrillaire. Abolition des mouvements de dilatation et de contraction des pupilles; contractures partielles des bras, des jambes et du tronc.

Au mois d'août 1859, l'œdème des jambes augmente; on porte le malade à l'infirmerie; bientôt après, une large gangrène se développe rapidement au niveau de la malléole externe gauche; elle devient une large eschare entourée d'une auréole livide; la même chose a lieu au niveau du trochanter gauche qui, en deux jours, est mis à nu dans toute sa hauteur et sa largeur. L'odeur est l'odeur fade d'une plaie, mais non celle de vastes plaies gangréneuses; les téguments se parsèment de plus en plus de plaques et de sillons bleuâtres; le malade a pris dans son lit une position telle que le tronc est arrondi, la tête fortement penchée sur la poitrine, et les genoux touchant presque la tête; cette distorsion ne le quitte plus. Couché, il reste dans la situation où on le met. Cette distorsion des membres rend son maintien difficile, et l'on est obligé de le surveiller attentivement pour éviter une chute. Incurvation très grande du tronc; renversement du cou et de la tête auxquels on est obligé d'assigner une position. Le corps est parsemé de plaques bleuâtres et, par endroits, de lignes sinueuses d'un rouge livide; plus de fonctionnement de la peau; alopécie, gencives rouges, noirâtres. Abolition complète des sens spéciaux; une lumière mise le plus près possible des yeux ne détermine aucune impression; les mouvements d'abaissement et de relèvement des paupières sont très lents. Pas de mouvements convulsifs ou épileptiformes; adynamie complète. Pouls légèrement intermittent, petit, flottant entre 80 et 90. Rien encore du côté des poumons ; bruit de souffle râpeux à la fin du second temps empiétant sur le premier. Le malade prend tous les aliments qu'on lui ingurgite; ils passent sans que l'estomac les refuse. Diarrhée continue et incoercible. Le malade ne prononce plus un mot, et sa bouche ne s'ouvre que lorsqu'on y fait entrer, sans que probablement il en ait même la conscience, la cuiller qui contient ses aliments; au moment de manger, on remarque qu'il n'essaye pas de faire le plus petit mouvement pour changer la position souvent très incommode qu'il occupe, et sa figure ne révèle aucune expression. La démence paralytique est arrivée à son summum; le néant le plus absolu existe dans les fonctions intellectuelles; la vie est essentiellement végétative, et encore n'existe-t-elle de ce côté que de la façon la plus imparfaite, et ne tient-elle plus qu'à un souffle.

Les deux plaies gangréneuses marquées plus haut n'ont ni avancé ni reculé pendant deux mois et demi. L'état général est le même; aucun des symptômes qui devraient accompagner l'état local ne se fait sentir.

Dans le commencement de novembre, gangrène de la verge et du testicule qui, du jour au lendemain, arrive au dernier degré. Maigreur très grande, et cependant il est ingurgité, tous les jours, au malade beaucoup d'aliments; mais la diarrhée est énorme. Matité de la poitrine surtout en arrière, en haut et à droite; diminution de l'expansion pulmonaire, obscurité du marasme vésiculaire; souffle tubaire à droite.

Le 8 novembre on voit que le malade va mourir; l'épuisement est au comble. Les téguments sont d'un pâle bleuâtre; un bistre noirâtre entoure les yeux excavés. La respiration se fait à peine, la chaleur animale a considérablement disparu ; le pouls est petit. Les aliments ne passent plus au pharynx ; tout ressort de ses muscles a disparu. Le 10 novembre, le malade meurt insensiblement ; la mort doit être attribuée à un marasme ultime dû à un épuisement complet de toutes les fonctions de l'organisme prises une à une.

Autopsie. — Épaisseur très grande des parois du crâne ; elle n'a pas moins d'un centimètre et demi pour le frontal.

Énorme épanchement de sérosité sous la dure-mère ; infiltration gélatiniforme ; larges plaques blanchâtres de l'arachnoïde épaissie ; injection de la pie-mère. Cerveau petit, allongé, remplissant incomplétement la boîte crânienne.

Substance grise des circonvolutions ramollie, surtout au lobe antérieur de l'hémisphère gauche où elle se réduisait en bouillie avec la plus grande facilité.

Substance blanche des hémisphères d'une consistance normale ; corps calleux ramolli au niveau des ventricules latéraux ainsi que la voûte à trois piliers qui se déchirait à la moindre traction. Corps strié, couches optiques, ramollies à leur surface, un peu plus dans le ventricule gauche. Sérosité assez abondante dans les ventricules. Cervelet considérablement ramolli dans la substance grise et ses attaches au cerveau. Engouement des deux poumons, surtout en arrière ; hépatisation très avancée du sommet du poumon droit ; adhérence très intime des plèvres surtout au diaphragme. Caillots stratifiés dans les cavités du cœur et l'artère pulmonaire. Hypertrophie concentrique des ventricules avec un peu d'hypertrophie de la cloison. Foie offrant une dégénérescence graisseuse assez avancée.

Réflexions. — Comme toujours il y a en ce malade manque de renseignements précis; M. Delasiauve les a peut-être eus, mais ne nous les a pas communiqués. D'après les idées actuelles qui commencent à prendre cours (M. Baillarger, *Annales médico-psychologiques*, janvier 1860), on admet fort bien la folie précédant la paralysie. Les idées ambitieuses deviennent pour le médecin une recommandation expresse de se faire des réserves sur le développement du défaut de coordination des mouvements et du cortége de symptômes qui viennent à sa suite; en continuant cet ordre d'idées je ne pense pas qu'il soit impossible d'admettre que sous le délire ambitieux ne se cache, à une forme encore latente, les lésions qui se caractériseront plus tard dans l'affection progressive par la série de phénomènes qu'on connaît. En nosologie, on est parfaitement sûr qu'une lésion physique a une expression symptomato-pathologique matérielle; on doit aller plus loin, etc., en nosologie psychologique admettre toujours que quelle que soit d'ailleurs la bonne santé du malade, des lésions pathologiques de l'intelligence sont aussi des symptômes accusant des lésions matérielles.

Partant de là, je pense que le délire ambitieux est

la première expression morbide de la paralysie progressive ; c'est, si je peux m'exprimer ainsi, une forme, et la principale d'invasion. M. Baillarger a déjà, je crois, songé à cela quand il dit : « Les » symptômes qui, chez le maniaque ambitieux, font » redouter la lésion des mouvements me paraissent » suffisants pour imprimer à la maladie un caractère » spécial : c'est ce qui m'a engagé à ranger ces ma- » nies dans une classe à part sous le nom de manies » congestives. » Par induction, je suis forcément porté à me dire, que chez le malade de mon observation, le délire ambitieux a été précurseur. Le doute existe cependant, et cela faute de données suffisantes. C'est un maniaque chronique ambitieux à son entrée dans l'asile ; il est à la deuxième période de l'affection progressive. Chose curieuse à noter, c'est que, à mesure que la paralysie progressive augmente en présentant jusqu'à la fin une suite de phénomènes bien divers, les idées ambitieuses s'en vont. Quand déjà il y a quelques signes de démence, l'idée ambitieuse a disparu ou s'amoindrit. Ne pourrait-on pas voir en cela une preuve que le délire ambitieux serait une véritable première période, quand bien même il n'y aurait pas encore de lésions de mouvements, puisqu'il cesse à peu près quand les symptômes des autres périodes apparaissent. Dans la démence ordinaire, un malade peut conserver quelqu'une de ses anciennes idées; dans la démence paralytique, cela n'a pas lieu.

Un an plus tard, nous sommes à la dernière phase de la maladie qui, comme on le voit dans l'observation, a duré un an et demi. C'est peut être la première fois que je vois les lésions intellectuelles et morales arriver, concurremment avec les lésions physiques, à un néant aussi prononcé. Au commencement de la deuxième période les jambes étaient un peu enflées ; à ce moment, l'état du cœur montrait qu'avec le défaut d'innervation l'activité circulatoire diminuait.

La teinte vergetée de la peau, les sillons bleuâtres qui la parcouraient me donnaient déjà la pensée que le manque d'action dans la circulation pouvait avoir pour cause une embolie dans le cœur ou les gros vaisseaux. La chaleur animale était plus faible aux extrémités. Il y avait déjà une disposition gangréneuse évidente pour moi, avant même que le malade fût complétement alité. Chez un individu ordinaire où une gangrène paraîtrait imminente, elle se développerait rapidement, ou alors la nature, dans sa lutte, remporterait l'avantage dans un temps qui ne devrait jamais être long. Il n'en est pas ainsi pour le paralysé général.

L'œdème des jambes, observé depuis longtemps chez les malades, tenait à plusieurs causes multiples. Nous avons vu, à l'autopsie, des caillots stratifiés au cœur et dans les grands vaisseaux, de l'hypertrophie concentrique; il est assez probable que quelques concrétions cruoriques ou fibrineuses entraînées par le courant sanguin sont venues gêner la circulation et, en ralentissant l'activité du cours veineux, déterminer une exsudation exosmotique dans le tissu cellulaire; l'état des parties centrales du système circulatoire diminuait nécessairement l'impulsion du mouvement systolique et la tension des vaisseaux artériels et veineux; l'affaiblissement dans l'impulsion du cœur et la tension des vaisseaux, deux phénomènes intimement liés ensemble, trouvaient encore leur cause dans l'inactivité que l'appareil sanguin puise dans le défaut de vitalité dû à la paralysie progressive. Tout cela est suffisant pour expliquer l'œdème, son développement et une gangrène consécutive. Mais ici, et en raison de la longueur du temps depuis le commencement de l'œdème jusqu'à l'apparition de la gangrène, on peut voir que, dans la paralysie progressive, l'anéantissement de la force du système circulatoire arrive graduellement, comme il en est pour toutes les autres fonctions de l'organisme, sans que les malades paraissent s'en apercevoir et sans l'accompagnement des graves symptômes qu'on remarque chez les individus non paralysés atteints des maladies du cœur ou des gros vaisseaux. Nous voyons chez les paralysés généraux diverses formes d'hypertrophie, des concrétions cruoriques, fibrineuses, osseuses, se développer dans le cœur et les gros troncs sans que les malades semblent ressentir de gêne de la circulation.

Sans doute, s'il y avait en même temps dilatation proportionnelle de toutes les cavités, le fait pourrait jusqu'à un certain point se comprendre. On ne peut l'attribuer qu'à deux causes, au calme imprimé au cœur par une existence sédentaire, et par cet état spécial de la paralysie progressive qui fait que les individus paraissent tout à fait étrangers aux troubles que déterminent chez eux les maladies intercurrentes. L'oblitération par déplacement de concrétions est une des causes de l'œdème dont le développement se fait de plus en plus sentir sur le développement de la gangrène. Si l'on ajoute à cela que les paralysés généraux conservent souvent jusqu'à la fin un bon embonpoint, on comprendra que, ce dernier exigeant nécessairement pour la vie plus de matériaux de nutrition et en recevant moins par suite du trouble de l'appareil sanguin, la formation de la gangrène sera puissamment favorisée.

Chez notre malade, les larges eschares gangréneuses une fois apparues se développent avec la plus grande rapidité; la nature cherche bien à établir une inflammation éliminatrice, mais celle-ci reste au même point, et la gangrène persiste; bien que vaste, profonde et arrivée au dernier degré, elle dure pendant deux mois et demi sans que se montrent les symptômes généraux qui devraient accompagner l'état local. Elle n'a pas l'odeur *sui generis*, elle n'a que l'odeur fade des plaies ordinaires. Une fois développée et ayant causé rapidement une certaine perte de tissu, elle s'arrête dans sa marche; l'inflammation éliminatrice qui s'est formée d'abord autour s'arrête également; il semble qu'une force particulière l'empêche de gagner sur la gangrène et empêche aussi la gangrène d'envahir ensuite sur elle. Ainsi, il y a dans cette gangrène formation rapide, et sans qu'il y ait plus grand envahissement, manque d'odeur, arrêt brusque dans la marche, état stationnaire, très longue durée, absence de symptômes généraux, aucune influence pour accélérer la fin de la maladie. Je ne peux encore m'empêcher d'y voir quelque chose d'anomal et de spécial dû à la paralysie progressive. Celle-ci continue sa marche semblant s'opposer à ce qu'une maladie intercurrente, en faisant succomber brusquement l'individu, l'empêche d'apporter dans toutes les fonctions de l'organisme le dernier degré de souffrance et d'épuisement.

Je dois faire remarquer que, comme chez d'autres paralysés ayant présenté des gangrènes, il y avait de la dégénérescence graisseuse, mais localisée seulement au foie.

Observation V. — Le nommé X..., vingt-deux ans, marchand, entre à l'asile de Fains, au mois de janvier 1858. Le certificat du médecin qui a conclu à son entrée est ainsi conçu : « Je soussigné..... certifie que M. X... est affecté » d'une maladie organique du cerveau, vraisemblablement » un ramollissement, d'où résulte une altération de ses fa- » cultés mentales qui le rend dangereux pour sa famille » et la sécurité publique. »

Le lendemain, M. le docteur Auzouy, alors médecin en chef de l'asile, déclare que le nommé X... est atteint de folie paralytique. « La parole, dit-il, est tremblotante et » embarrassée; sa démarche incertaine et chancelante, et » le délire ambitieux très caractérisé chez lui ne laisse » malheureusement aucun doute sur l'existence de la pa-

» ralysie progressive. L'abus des boissons alcooliques
» serait, d'après les renseignements, une des causes. L'hé-
» rédité paraît étrangère à la production de cette affection ;
» mais, chose remarquable, la femme du sieur X..., entrée
» à l'asile, il y a moins d'un mois, est atteinte, comme
» son mari, de folie paralytique, mais à un degré beaucoup
» plus avancé. »

Quinze jours après, M. le docteur Mérier déclare que l'individu est dans un état de démence paralytique qui ne laisse aucun espoir de guérison.

En mars, démarche chancelante et automatique, divagation des idées et des paroles, céphalalgie fréquente.

En mai, M. le docteur Mérier constate que la paralysie progressive est au même point.

En août, je peux voir que le malade présente un anéantissement de toutes les facultés ; la vie est entièrement végétative. X... marche très difficilement ; il porte avec peine les mains à la bouche. On lui sert son manger ; il n'a pas l'air de savoir qu'il faut le prendre ; on lui met la cuiller à la main ; ce n'est que lentement et en tremblotant beaucoup qu'il la porte à la bouche ; puis, il s'arrête et l'on est enfin forcé de lui entonner les aliments. La figure est stupide, l'œil terne et fixe avec les paupières tremblotantes ; la peau a déjà une légère teinte rouge violacée et est vergetée par endroits. Les fonctions digestives s'exécutent bien ; le malade ne gâte pas encore et ne présente rien d'anormal du côté de la miction. Le pouls est naturel, sauf quelques intermittences éloignées. Le cœur présente un bruit de souffle râpeux à la fin du second temps ; il y a un peu de diminution de la chaleur animale ; les fonctions de la peau paraissent encore bien s'exécuter ; du larmoiement continuel et du bavement montrent qu'il y a du trouble dans les phénomènes électro-dynamiques des sécrétions. Pas de contractures, pas de soubresauts tendineux ni de convulsions épileptiformes tétaniques ou cloniques.

En septembre, le malade ne peut plus du tout se soutenir, gâte, perd ses urines; la peau est couverte de plaques vergetées et de sillons bleuâtres qui me font penser que, dans un temps rapproché, une gangrène va survenir. X... est porté à l'infirmerie.

En octobre, X... ne peut plus quitter le lit. La démence paralytique est arrivée à son ultime degré ; on est forcé de faire manger le malade, ou plutôt de lui enfourner les aliments ; les muscles du pharynx commencent à avoir perdu de leur ressort. La figure est hébétée, les yeux ternes et les pupilles dilatées; il y a de l'analgésie et perte très grande de la sensibilité tactile. Il y a difficulté de l'expansion pulmonaire avec l'affaiblissement du murmure vésiculaire ; crépitation en arrière, un peu de souffle en haut et à droite ; souffle râpeux à la fin du second temps. Vers la fin de mai, une large eschare gangréneuse apparaît à la région trochantérienne droite, et en peu de jours, dénude le grand trochanter dans toute son étendue. Une autre eschare de pareille grandeur apparaît bientôt à gauche et se développe encore plus vite que la première ; puis, la région sacrée n'offre plus qu'une surface gangrenée ; la jambe gauche se gangrène dans son tiers supérieur et externe, et laisse voir le tibia dénudé ; la région malléolaire gauche se prend également ainsi que les calcanéums dont le gauche est découvert dans presque toute la face interne; des eschares assez larges se forment également à la face interne des genoux.

Toutes ces plaies se forment dans l'espace de quatre à cinq jours et arrivent de suite au dernier degré.

Le malade s'amaigrit ; l'atrophie musculaire est considérable. Il mange encore ce qu'on lui ingurgite, mais les aliments ne passent plus au pharynx que par une sorte de mouvement entièrement mécanique des muscles, et quand la bouche se trouve pleine de nourriture. Diarrhée incoercible. Pouls petit, à 70; l'état inflammatoire des poumons s'accroît; la chaleur animale diminue; tous les téguments ont une teinte asphyxique.

Un travail éliminateur s'est établi rapidement autour des eschares, mais il cesse brusquement. La plaie gangréneuse de la région trochantérienne gauche gagne encore en profondeur; bientôt, on ne peut plus la suivre. L'odeur des plaies est très fade, mais n'a pas l'odeur fétide de la gangrène ordinaire. Le malade reste dans le triste état que je viens de relater pendant trois mois; l'épuisement est énorme et enfin la vie cède, dans le courant de février, au dernier degré de marasme.

Autopsie. — Crâne très épais. Épanchement séreux abondant entre les deux feuillets de l'arachnoïde. Ramollissement de la partie inférieure de la substance grise. Consistance de la substance blanche des hémisphères cérébraux plus grande que d'habitude. Ramollissement général des centres; la voûte à trois piliers s'en va en bouillie; épanchement séreux dans les ventricules; kyste gros comme un haricot du plexus choroïde dans le ventricule latéral gauche; épaississement de la membrane des ventricules; état gélatiniforme du plexus choroïde et de la toile choroïdienne; un peu de ramollissement de la partie antérieure de la couche optique dans le ventricule latéral gauche.

Adhérences anciennes des plèvres. Poumons fortement engoués, surtout en arrière, au sommet et surtout à droite. Un peu d'hypertrophie concentrique du ventricule droit; caillots cruoriques et stratifiés dans l'artère pulmonaire; insuffisance aortique, concrétion osseuse à droite au niveau de la dernière valvule sigmoïde et remontant d'un centimètre dans l'aorte.

Dégénérescence graisseuse de tout le foie.

Rate plus ferme et graisseuse.

Dégénérescence graisseuse de la capsule surrénale droite; des reins, surtout à leur substance tubuleuse.

Ulcérations noirâtres et multiples de la muqueuse vésicale.

Atrophie musculaire considérable.

Grands trochanters découverts dans toute leur étendue au fond d'une plaie gangréneuse occupant le tiers supérieur et externe de la cuisse, et infiltrés de pus; grand trochanter droit gangrené.

Arthrite suppurée de l'articulation coxo-fémorale gauche; il n'y a presque plus de cartilage à la tête du fémur infiltré d'une sérosité noirâtre et où les cellules spongieuses sont considérablement ramollies et raréfiées. Région sacrée n'offrant plus qu'une large surface gangrenée; les tissus fibreux ligamentaires sont respectés. Le tibia gauche est dénudé dans son tiers supérieur et interne, très blanc, quoiqu'il fût depuis longtemps dépourvu de périoste. La malléole externe droite est dénudée et gangrenée.

Réflexions. —Je n'insisterai pas sur le certificat qui a accompagné le malade lors de sa conduite à l'asile. Dans celui de vingt-quatre heures, M. Auzouy a nettement formulé un diagnostic qui ne devait pas être ignoré. J'ai mis en regard les deux certificats pour qu'on pût voir que les aliénés, à leur entrée, n'apportent, pour la plupart, aucun renseignement avec eux.

Dans son *Traité des maladies mentales*, M. le docteur Morel désire que les médecins de la ville soient un peu plus aliénistes. Ils donnent presque toujours des certificats où l'on ne peut puiser aucun renseignement et sur les antécédents du malade et sur la maladie; les médecins des asiles se trouvent alors fort embarrassés surtout quand, comme en statistique, il leur faut établir des causes.

Pour notre malade, manque de renseignements précis; je pense cependant qu'il est à la fin de la période qui a succédé à celle du délire ambitieux, c'est-à-dire que la paralysie progressive aura suivi la folie, pour ceux qui n'admettraient pas que le délire ambitieux est souvent le premier symptôme de la maladie, la forme débutante, la période d'invasion. Dans l'espace de six mois il arrive rapidement à la quatrième période. A ce moment, la teinte rouge violacée et la vergeture des téguments, le souffle râpeux du cœur attestent une disposition gangréneuse. Évidemment la circulation veineuse est entravée; l'hématose aux capillaires a subi une notable diminution.

Deux mois après, et en peu de temps, de larges gangrènes se développent sur plusieurs points. Comme toujours, un travail éliminateur cherche à s'établir, mais il n'avance ni ne recule. Sans doute, il y a un obstacle apporté à la circulation par la diarrhée et l'épuisement des forces; mais alors la gangrène devrait envahir sur l'inflammation éliminatrice; elle le fait bien quelquefois, mais peu. Une fois largement établie, elle semble aussi s'arrêter. Il devrait s'offrir de la résorption putride, et cependant X... vit encore trois mois, et rien n'a lieu. L'eschare au sacrum a été favorisée par le décubitus dorsal; large, profonde, elle pouvait, par sa longue durée de trois mois, faire craindre une ouverture de la cavité de l'arachnoïde; on sait que l'échancrure qui termine le canal sacré est formée par le ligament sacro-coccygien qui seul sépare de l'arachnoïde les parties putrides; la nécrose de ce ligament entraînerait infailliblement un transport de pus dans le canal vertébral. Les faits de ce genre sont rares, il est vrai, et avec ceux de Blandin et Lisfranc M. Velpeau en cite peu dans son anatomie chirurgicale.

Chez notre malade, on ne comprend guère comment il se fait qu'une gangrène si énorme de la région sacrée n'ait pas fini par amener de graves désordres dans le canal sacré et une infection putride consécutive. On ne peut l'expliquer que par la nature spéciale de cette gangrène qui, une fois formée, s'arrête dans sa marche, et par la conservation du ligament sacro-coccygien.

Dans ces profondes eschares au sacrum les nerfs fournis par les branches postérieures des paires sacrées sont nécessairement atteints soit dans leur névrilème, soit en totalité; mais l'état de la paralysie générale ne permet pas de juger l'action morbide secondaire qui peut en résulter.

L'odeur des plaies gangréneuses était très fade, mais elle n'avait pas la fétidité des grangrènes ordinaires.

A l'autopsie, on trouve de la gangrène des os, une arthrite suppurée; ces désordres, pas plus que les autres, n'ont empêché la paralysie progressive de suivre sa marche jusqu'à ce que le dernier degré du marasme soit arrivé. De pareilles lésions chez un malade ordinaire auraient infailliblement amené la mort avec une grande rapidité. Chez le paralysé général il en est différemment, et la gangrène peut persister des mois entiers sans devenir une cause finale de mort. L'état passif inflammatoire général, les caillots cruoriques et stratifiés dans les gros vaisseaux et le transport de quelques-unes de leurs concrétions dans les capillaires, l'épaississement des orifices et l'hypertrophie du cœur ont pu accélérer la mort, mais n'ont pas empêché la paralysie progressive d'arriver à son ultime degré.

Nous trouvons, comme dans les autres observations, une dégénérescence graisseuse dans des organes où, comme le foie et la rate, la circulation est des plus actives, et une tendance à se généraliser.

Les ulcérations noirâtres de la muqueuse vésicale montrent que la vie organique n'est pas plus exempte de la gangrène que la vie de relation dans la paralysie générale. On doit remarquer qu'elles n'ont offert aucun de ces graves symptômes qui devraient les accompagner. Ici, comme dans d'autres lésions qui surviennent pendant le cours de l'affection, il y a absence de ces signes qu'on trouverait chez un malade ordinaire; c'est donc une chose fort remarquable et unique, je crois, qu'une gangrène interne, une affection du cœur...., etc., se développent dans le cours de la paralysie progressive sans donner lieu à ces symptômes funestes qui se présentent chez les autres malades.

Comme on peut le voir, la gangrène survient chez les paralysés généraux à la période ultime, prend une forme anomale, en même temps qu'elle revêt un caractère spécial propre à l'affection. Si le défaut de vitalité qu'engendre la maladie en est la principale source, il n'en est pas moins vrai que ce défaut de vitalité s'exerce de plusieurs manières. Tantôt une violente inflammation des capillaires parcourant avec rapidité toutes ses périodes amène une prompte et profonde mortification ; les malades n'accusent aucune douleur, et, chez eux, aucun symptôme général n'annonce l'approche de la gangrène ; elle parcourt vite toutes ses périodes pour arriver au dernier degré sans que l'économie paraisse s'en ressentir ; il y a réaction momentanée de la puissance conservatrice dans les parties contiguës, mais elle n'aboutit à aucun résultat favorable. La gangrène une fois formée ne semble pas vouloir s'étendre et gagner sur l'inflammation éliminatrice ; elle persiste pendant longtemps sans exercer, du moins à mon avis, une influence hâtive sur la fin de la maladie. La paralysie progressive ayant commencé depuis longtemps son rôle d'épuisement sur tous les organes, ayant déjà amené des modifications dans les fonctions de la peau, et des tissus circonvoisins, semble, de ce côté, avoir réservé pour la période ultime leur épuisement dernier se caractérisant par la gangrène, gangrène qui est le résultat, je crois, d'une action inflammatoire toute spéciale, gangrène anomale dans son développement, sa nature, son odeur, sa marche et sa terminaison, qui, sans donner lieu à aucune réaction générale, laissera à la paralysie progressive seule, par le marasme que cette dernière doit encore apporter dans certains points de l'organisme, le soin d'amener la mort.

Dans certains cas où le malade, plus ou moins analgésique jusqu'alors, accuse de grandes douleurs et telles qu'elles le font sortir pour un instant de l'état de profonde démence où il se trouvait pour lui permettre de se remémorer différentes choses, passagèrement du moins, je pense que cette gangrène doit être attribuée à une artérite oblitérante aiguë causée par quelques parcelles de caillots cruoriques ou stratifiés entraînés des gros vaisseaux dans le courant circulatoire. Dans ces cas la formation gangréneuse est d'une rapidité effrayante; des frissons ont lieu ; un violent état inflammatoire se déclare ; on croit que le malade va mourir, et cependant la vie peut encore durer un ou deux mois. Les symptômes généraux cessent subitement; la gangrène n'avance plus. Ici encore un sillon éliminateur s'est produit, mais il s'est arrêté brusquement; il y a toujours réaction de la puissance conservatrice dans les parties contiguës, bien que l'activité des fonctions générales soit à son déclin ; mais aussi, à peine l'inflammation éliminatrice s'est-elle formée qu'elle ne progresse plus ; la nature a fait une tentative, et la puissance de la vie n'est plus telle qu'il y ait continuité d'action. Dans les gangrènes humides ordinaires dix à douze jours au plus suffisent au cercle inflammatoire se soutenant régulièrement pour les éliminer, ou alors elles deviennent un foyer d'infection générale qui entraîne fatalement la mort avec rapidité ; tel n'est pas le cas ici.

D'autres fois, la phlébite est la cause de la sphacélisation des tissus.

Dans tous les cas, la disposition idiosyncrasique doit faire ranger ces gangrènes dans les gangrènes anomales et, j'ajouterai, avec un caractère spécial.

Le décubitus dorsal favorise beaucoup la gangrène ; mais il n'est qu'un adjuvant ; depuis longtemps les vergetures et les diverses teintes violacées de la peau dénotent une disposition gangréneuse. Beaucoup de paralysés généraux restent longtemps au lit dans la même position, succombent au dernier degré du marasme se caractérisant de diverses manières (car il faut toujours qu'on sorte de la vie par une porte quelconque), sans que le décubitus ait amené la gangrène.

Cette idée de voir un caractère anomal et tout spécial à la gangrène des paralysés généraux peut paraître surannée ; je n'émets que mon opinion basée sur une observation attentive des faits. L'état inflammatoire spécial qui a décidé de la mortification des tissus peut n'être pas intense ; mais, il n'en est pas moins vrai qu'eu égard à l'épuisement de l'économie elle devient accidentellement très énergique.

M. Baillarger me paraît aussi attacher à la gangrène des paralysés généraux une idée particulière ; dans la *Gazette des Hôpitaux* du 5 janvier 1860, il insiste sur une eschare développée avant que le malade ait été alité, et il s'apercevait depuis quelque temps d'une disposition gangréneuse. Je ne sais si M. Baillarger voit quelque chose de spécial en cette gangrène ; en tout cas, il semble y trouver un état très anomal.

Pour les gangrènes internes dont j'ai vu surtout un cas curieux et paraissant vouloir se généraliser, aucun signe ne fait soupçonner leur existence comme cela se passe ordinairement ; pas de sueurs froides ou visqueuses ; le pouls n'annonce rien ; pas de lividité caractéristique du visage, pas d'odeur putride ou cadavéreuse des excrétions.

En résumé, les gangrènes dont je parle reconnaissent pour cause d'abord des troubles profonds de l'innervation à la suite desquels la circulation s'est trouvée entravée, sont survenues des lésions des parois artérielles et veineuses et leur oblitération, suspension de la circulation capillaire et, en outre, un état inflammatoire spécial peut-être dû au sang lui-même qui donne à la gangrène un caractère tout particulier dans son développement, sa nature, sa marche et le manque d'influence de réaction qu'elle a sur les grandes fonctions.

Il me reste à parler de la dégénérescence graisseuse observée chez plusieurs sujets, surtout chez ceux qui ont succombé après avoir subi une gangrène multiple et plus ou moins étendue. A proprement parler, ce ne serait pas une dégénérescence; on aurait plutôt affaire à une substitution d'éléments homœomorphes (tissu adipeux) aux éléments normaux; ce ne serait pas une production accidentelle, ce serait un remplacement par la graisse des parties intégrantes d'un tissu qui se résorbe sans être suppléé par des molécules équivalentes. C'est surtout au foie, aux reins, aux capsules surrénales qu'on l'observe; je l'ai constaté une fois au tissu musculaire du cœur.

Je fais remarquer cet état pathologique qui accompagne souvent les diverses autres lésions de la paralysie progressive sans insister sur sa production physiologique. Je pense néanmoins qu'elle serait favorisée par le repos prolongé des malades et par l'inactivité que cause dans les organes le défaut de vitalité. Si, d'un autre côté, la graisse provient du sang noir, comme le pensait de Blainville, et se trouve comme exhalée à travers les parois veineuses, il n'y a rien d'étonnant, puisque la circulation est considérablement diminuée et que l'élasticité et la tension des vaisseaux ont éprouvé un grand affaiblissement, que le foie, la rate, organes d'une vascularité excessive, éprouvent la transformation adipeuse.

Une autre cause de production tiendrait à sa nature peu animalisée qui, comme l'a justement fait remarquer Meckel, favoriserait un envahissement substitutif dans des tissus atrophiés ou chez lesquels les mouvements de recomposition moléculaire ne sont plus en rapport avec ceux de décomposition.

Conclusions. — 1° Si la paralysie peut quelquefois se développer sans avoir été précédée par la folie, il n'en est pas moins vrai que c'est exceptionnellement, et que le délire ambitieux et le délire mélancolique hypochondriaque, avec prédominance d'idées de grandeur, sont les deux principales formes mentales qui précèdent l'affection.

2° Dans ce cas, la paralysie progressive doit être considérée comme offrant quatre périodes : 1° période de délire sans lésion appréciable dans les mouvements de la vie de relation. 2° Défaut de coordination des mouvements, exagération du sentiment, troubles dans les phénomènes électro-chimiques et électro-dynamiques des sécrétions; le délire existe encore dans cette deuxième période. 3° La démence a commencé, démence paralytique bien différente de la démence ordinaire: en même temps que la vie de relation s'affaisse de plus en plus, défaut de coordination dans les fonctions de la vie organique; état gâteux. 4° Destruction entière de toute réceptivité cérébrale; abolition plus ou moins complète des sens spéciaux, de la sensibilité générale, de la douleur; impossibilité de fonctionnement de la vie de relation; la vie organique s'éteint de plus en plus; troubles considérables de la circulation; adynamie et phénomène ataxique; marasme qui se caractérise par diverses formes; mort.

3° Le délire des grandeurs doit être envisagé comme un véritable symptôme pathologique propre à la paralysie progressive; il constitue la première période de l'affection : c'est pour moi une première période d'invasion.

4° Lorsque la gangrène se présente chez les paralysés généraux, c'est toujours à la période ultime. Elle n'est qu'une des expressions du marasme.

5° Cette gangrène est anomale, et de plus offre par son développement, sa marche, sa terminaison, la longueur de temps qu'elle persiste, le manque d'influence qu'elle a sur l'économie, un caractère tout spécial propre à la paralysie progressive.

6° Elle peut durer jusqu'à cinq et six mois sans progresser, et sans déterminer aucun symptôme général.

7° Au moment de son apparition, il y a toujours formation d'un état inflammatoire d'élimination ; mais ce dernier ne fait aucun progrès, et les choses restent pendant très longtemps et jusqu'à la mort au même point, sans que la gangrène gagne sur l'inflammation éliminatrice, du moins généralement, ou celle-ci sur la gangrène.

8° La paralysie progressive, à la période ultime, et surtout quand il y a eu gangrène, est presque toujours accompagnée de dégénérescence graisseuse de certains organes.

9° Les lésions qui se développent dans le cours de la paralysie progressive, par exemple, de grandes oblitérations des gros vaisseaux, divers états organiques du cœur, etc..., des gangrènes internes, ne donnent pas lieu, chez le paralysé général, à cette série de graves symptômes qui se révéleraient chez un malade ordinaire, et qui restent ici à l'état latent. Il semble que la paralysie progressive ne veut pas qu'aucune maladie intercurrente ait raison sur elle, et qu'elle tient, après avoir amené tous les organes un à un au dernier degré du marasme, à prononcer elle seule la cessation de la vie.

10° L'état gâteux du paralysé général n'est pas seulement dû au relâchement du sphincter anal ; il provient encore de troubles profonds existant dans les phénomènes électro-dynamiques nécessaires aux mouvements péristaltiques de l'intestin, et de troubles profonds dans les phénomènes électro-chimiques des sécrétions qui doivent servir à la digestion.

FIN.

www.ingramcontent.com/pod-product-compliance
Ingram Content Group UK Ltd.
Pitfield, Milton Keynes, MK11 3LW, UK
UKHW031941260826
14628UKWH00004B/1783

9 782014 109580